MODI PER AUMENTARE I LIVELLI DI TESTOSTERONE

GUIDA COMPLETA SUL TESTOSTERONE

HERB LAWRENCE

Contenuti

capitolo 1

capitolo 2

PELLET DI TESTOSTERONE

capitolo 3

IPOgonadismo

capitolo 4

CAMBIAMENTI DI TESTOSTERONE RELATIVI ALL'ETÀ

Capitolo 5

METODI CHE HANNO DIMOSTRATO DI AUMENTARE IL TESTOSTERONE NATURALE

Capitolo 6

ALIMENTI A BASSO DI TESTOSTERONE

Capitolo 7

INTEGRATORI POTENZIATORI DI TESTOSTERONE

capitolo 8

GLI EFFETTI DELL'ALCOOL SUL TESTOSTERONE

capitolo 1

IL RUOLO DEGLI ORMONI NEGLI UOMINI

Per produrre lo sperma, il testosterone stimola l'attività delle cellule nei testicoli. La salute generale dipende anche dai livelli di testosterone. La salute delle ossa è migliorata e, di conseguenza, l'indole e la libido sono influenzate. La conversione di parte del testosterone in estrogeni, l'ormone sessuale femminile, è necessaria per la salute delle ossa.

Per dirla semplicemente, gli ormoni sono fondamentali per il sistema riproduttivo maschile. Influenzano la fertilità di un uomo e in definitiva sono responsabili degli impulsi sessuali.

QUALI EFFETTI HANNO GLI ORMONI SUL CORPO DI UN UOMO

Uno degli ormoni più vitali è il testosterone. È stato dimostrato che migliora la libido, la massa muscolare, la memoria e i livelli di energia. Ma quando gli uomini invecchiano, i loro livelli di testosterone diminuiscono naturalmente. Tra il 20% e il 40% dei maschi di età superiore ai 40 anni soffre di ipogonadismo, una malattia medica curata utilizzando farmaci sostitutivi del testosterone.

UNO SGUARDO ALLE RIPERCUSSIONI DEL TESTOSTERONE PER IL CORPO UMANO

Per gli uomini, il testosterone è un ormone cruciale. In un maschio, la produzione di testosterone può iniziare già sette settimane dopo il concepimento. Durante la pubertà, i livelli di testosterone aumentano, raggiungono il picco nella tarda adolescenza e quindi si stabilizzano. I livelli di testosterone negli uomini diminuiscono naturalmente a un ritmo lento ma costante oltre i 30 anni.

Nella maggior parte dei casi, i ragazzi hanno molto testosterone. Tuttavia, negli uomini possono verificarsi bassi livelli di testosterone. L'ipogonadismo è la condizione medica che ne consegue. Il trattamento ormonale sostitutivo, che deve essere prescritto da un medico e attentamente monitorato, può aiutare. Quando i livelli di testosterone sono normali, un uomo non dovrebbe assumere integratori di testosterone.

I livelli di testosterone negli uomini hanno effetti di vasta portata, influenzando tutto, dalla salute riproduttiva e la spinta sessuale alla forza fisica e alla densità ossea. Inoltre, influenza alcune azioni.

UNO SGUARDO AL SISTEMA ENDOCRINO

Gli ormoni sono prodotti dalle ghiandole che compongono il sistema endocrino. La ghiandola pituitaria riceve istruzioni su quanto testosterone produrre dall'ipotalamo nel cervello. Dopo aver ricevuto il segnale, la ghiandola pituitaria lo trasmette agli organi riproduttivi maschili. Sebbene i testicoli siano responsabili della produzione della stragrande maggioranza del testosterone, anche le ghiandole surrenali, che si trovano sopra i reni, contribuiscono in quantità minore. Bassi livelli di testosterone sono prodotti dalle ghiandole surrenali e dalle ovaie nelle femmine.

Il testosterone gioca un ruolo nello sviluppo dei genitali maschili prima ancora che un ragazzo nasca. Durante la pubertà, il testosterone provoca la crescita delle caratteristiche maschili come voce più profonda, barba e peli del corpo. Lo sviluppo dei muscoli e l'eccitazione per impegnarsi nell'attività sessuale sono altri due vantaggi. L'adolescenza è caratterizzata da un drammatico aumento della produzione di testosterone, che raggiunge il suo picco nella tarda adolescenza o all'inizio dei 20 anni. Circa l'1% del testosterone viene perso ogni anno dopo i 30 anni.

LA FISIOLOGIA DELLA RIPRODUZIONE

Il testosterone svolge un ruolo nel modellare i genitali maschili a partire dalla settima settimana di gravidanza. I testicoli e il pene si ingrandiscono durante la pubertà a causa dell'aumento della produzione di testosterone. Ogni giorno, i testicoli creano nuovo sperma e un nuovo flusso di testosterone.

La disfunzione erettile è stata collegata alla diminuzione dei livelli di testosterone negli uomini (DE). I farmaci sostitutivi cronici del testosterone sono stati collegati a un calo del numero di spermatozoi. Oltre a un ingrossamento della prostata, la terapia con testosterone è stata collegata all'atrofia testicolare e alla diminuzione della virilità. Nei maschi che hanno avuto un cancro alla prostata o al seno, l'uso del trattamento sostitutivo del testosterone non è raccomandato.

SESSUALITÀ

Testicoli, pene e peli pubici si sviluppano in risposta all'aumento dei livelli di testosterone durante l'adolescenza. Muscoli e capelli iniziano a spuntare ed emerge una voce più profonda. L'aumento del desiderio sessuale è una conseguenza naturale di queste alterazioni.

Il vecchio adagio "usalo o perdilo" non è completamente falso. Se i livelli di testosterone di un uomo sono bassi, potrebbe perdere interesse ad avere rapporti sessuali con altri uomini. Sia l'interesse sessuale che l'attività aumentano i livelli di testosterone. Quando un uomo è sessualmente inattivo per un lungo periodo, i suoi livelli di testosterone possono diminuire. Analogamente a un basso livello di estrogeni, un basso livello di testosterone può causare disfunzione erettile (DE).

ANATOMIA DEL CERVELLO E DEL MONDO SPINALE

Il corpo ha un sistema per la gestione del testosterone, inviando messaggi attraverso ormoni e sostanze chimiche che vengono rilasciate nel flusso sanguigno. I testicoli ricevono le istruzioni per la produzione di testosterone dalla ghiandola pituitaria, che a sua volta li riceve dall'ipotalamo nel cervello.

L'aggressività e il desiderio di essere dominante sono due dei comportamenti che possono essere influenzati dal testosterone. Incoraggia anche una sana competizione e migliora la fiducia. Partecipare ad attività competitive può aumentare o diminuire i livelli di testosterone di un uomo, proprio come potrebbe fare l'attività sessuale. Avere bassi livelli di testosterone può farti sentire giù di morale e privo di ispirazione. Potrebbe anche rendere infelice un uomo o influenzare la sua concentrazione. Livelli ridotti di testosterone sono associati a stanchezza e sonno disturbato.

È fondamentale sottolineare, tuttavia, che il testosterone è semplicemente una componente che determina i tratti della personalità. Ci sono indubbiamente più elementi biologici e ambientali in gioco.

FOLLICOLI E CUOIO CAPELLUTO

Mentre un uomo va dall'infanzia alla maturità, il testosterone incoraggia la crescita dei peli sul viso, sotto le ascelle e intorno ai genitali. Le braccia, le gambe e il torace non sono immuni alla crescita dei peli.

Un uomo con livelli di testosterone in calo può davvero perdere dei peli corporei. I farmaci sostitutivi del testosterone hanno alcuni potenziali effetti collaterali, tra cui l'acne e la crescita del seno. I cerotti al testosterone possono causare un leggero fastidio alla pelle. I gel topici possono essere più facili da usare, ma è necessario prestare molta attenzione per evitare di diffondere il testosterone a qualcun altro attraverso il contatto pelle a pelle.

C'È MUSCOLO, GRASSO E OSSA

Il coinvolgimento del testosterone nel processo di aumento della massa muscolare e della forza è solo uno dei tanti. Il testosterone aumenta i livelli di neurotrasmettitori che stimolano l' espansione dei tessuti . Attiva anche la sintesi proteica interagendo con i recettori nucleari del DNA. I livelli di ormone della crescita sono aumentati dal testosterone. Ecco perché l'allenamento è così efficace per il guadagno muscolare.

Il testosterone migliora la densità ossea e dice al midollo osseo di generare globuli rossi. Gli uomini con livelli di testosterone molto bassi hanno maggiori probabilità di soffrire di fratture ossee e rotture.

Il testosterone aiuta anche il metabolismo dei grassi, rendendo più facile per gli uomini perdere peso. Il grasso corporeo aumenta con il calo dei livelli di testosterone.

Le iniezioni di testosterone nel tessuto muscolare da parte di un medico sono un metodo per somministrare l'ormone per la terapia sostitutiva del testosterone.

SISTEMA DEL CUORE E DEI VASI SANGUIGNI

Come ormone, il testosterone circola in tutto il corpo. Il tuo livello di testosterone può essere determinato con certezza solo facendolo misurare. In genere è necessario un esame del sangue per questo.

La produzione di globuli rossi è stimolata dal testosterone nel midollo osseo. E ci sono prove dalla ricerca che il testosterone potrebbe anche essere buono per il sistema cardiovascolare. Tuttavia, ci sono prove contrastanti dalla ricerca sull'impatto del testosterone sui lipidi, sull'ipertensione e sulla coagulazione del sangue.

Recenti indagini sugli effetti della terapia con testosterone sul sistema cardiovascolare hanno prodotto risultati incoerenti e questa ricerca è ancora in corso. Un elevato numero di cellule del sangue può derivare dalla terapia iniettabile di testosterone per via intramuscolare. La ritenzione di liquidi, un numero elevato di globuli rossi e alterazioni dei livelli di colesterolo sono ulteriori effetti negativi del trattamento sostitutivo del testosterone.

TESTOSTERONE COME FUNZIONA

I livelli di testosterone negli uomini sono rigorosamente regolati per mantenerli a un intervallo sano e, sebbene tendano ad essere più alti al mattino e scendono durante il giorno, non diventano mai troppo alti. I principali regolatori della produzione di testosterone testicolare includono l'ipotalamo e la ghiandola pituitaria. Come risultato dell'ipotalamo che secerne l'ormone di rilascio delle gonadotropine, la ghiandola pituitaria genera l'ormone luteinizzante, che quindi entra nel flusso sanguigno e stimola le gonadi a produrre e rilasciare testosterone.

Esiste un ciclo di feedback negativo per cui livelli elevati di testosterone nel sangue riducono il rilascio ipotalamico dell'ormone di rilascio delle gonadotropine, che a sua volta riduce la sintesi ipofisaria dell'ormone luteinizzante. Di conseguenza, i livelli di testosterone diminuiscono, il feedback negativo si indebolisce e l'ipotalamo secerne ancora una volta l'ormone di rilascio delle gonadotropine.

COSA SUCCEDEREBBE SE I MIEI LIVELLI DI TESTOSTERONE FOSSE ECCESSIVI

Gli effetti fisiologici di livelli elevati di testosterone variano con l'età e il sesso. Troppo testosterone è difficile da rilevare nei maschi adulti poiché è insolito che gli uomini acquisiscano una malattia che li induce a creare troppo testosterone. Più chiaramente, troppo testosterone può causare uno sviluppo genitale aberrante nelle ragazze e un falso scatto di crescita nei bambini piccoli. La pubertà prematura e l'infertilità sono due dei tanti esiti negativi di livelli elevati di testosterone, che possono interessare entrambi i sessi.

Un possibile segno della sindrome dell'ovaio policistico nelle donne è l'aumento dei livelli di testosterone nel sangue. Acne, peli sul corpo e sul viso (chiamati irsutismo), caduta dei capelli sulla corona, ingrossamento e una voce più profonda sono tutti possibili effetti collaterali di questa malattia nelle donne.

Livelli eccessivi di testosterone possono anche essere causati da una serie di disturbi medici. La resistenza agli androgeni, l'iperplasia surrenalica nei bambini e il cancro ovarico rientrano tutti in questa categoria.

Negli uomini, la produzione di testosterone e sperma nei testicoli è ridotta mentre sono sotto steroidi anabolizzanti (ormoni androgeni) perché la secrezione dell'ormone luteinizzante e dell'ormone follicolo stimolante da parte della ghiandola pituitaria è soppressa. Gli steroidi anabolizzanti sono stati collegati a una serie di effetti negativi sulla salute negli uomini, tra cui la riduzione della libido, un assottigliamento dei testicoli e lo sviluppo del tessuto mammario. Il sovraccarico del fegato per eliminare gli steroidi anabolizzanti potrebbe portare a seri problemi di salute. Potrebbero anche emergere alterazioni del comportamento (tale maggiore irritazione). Poiché un'elevata concentrazione di testosterone, sia naturale che sintetico, può favorire la mascolinizzazione (virilizzazione), gli steroidi anabolizzanti creano anche effetti indesiderati nelle donne che li assumono costantemente.

COSA SUCCEDEREBBE SE I MIEI LIVELLI DI TESTOSTERONE FOSSE TROPPO BASSI

La carenza di testosterone fetale può impedire la piena maturazione dei tratti maschili. Una mancanza di testosterone durante la pubertà potrebbe causare l'arresto della crescita di un ragazzo e potrebbe non avere uno scatto di crescita tipico. I cambiamenti nel tono vocale del bambino, la crescita dei peli pubici e le dimensioni del pene e dei testicoli possono essere rallentati. I ragazzi con bassi livelli di testosterone possono sperimentare un ritardo nella pubertà, una perdita di massa muscolare e una continua crescita sproporzionata delle braccia e delle gambe.

Bassi livelli di testosterone nei maschi in età riproduttiva sono stati collegati a una perdita di massa muscolare, calvizie e un aspetto rugoso, "simile a una pergamena" della pelle. I livelli di testosterone diminuiscono naturalmente nei maschi quando invecchiano. Nei media, questa viene talvolta definita menopausa maschile (andropausa) (andropausa).

Bassi livelli di testosterone sono stati collegati a disturbi dell'umore, aumento di peso, perdita muscolare, erezioni e prestazioni scadenti in camera da letto, fragilità ossea, perdita di memoria, difficoltà di concentrazione e sonno disturbato. La ricerca attuale rivela che questo impatto si verifica solo in una minoranza (circa il 2%) degli uomini che invecchiano. Sono attualmente in corso molti studi per saperne di più sugli effetti del testosterone negli uomini più anziani e sui potenziali benefici del trattamento sostitutivo del testosterone.

capitolo 2

PELLET DI TESTOSTERONE

Dopo aver impiantato pellet di testosterone, un paziente può sentirsi più energico, dormire meglio e avere una qualità della vita complessivamente migliore. Sono possibili guadagni di densità muscolare e ossea, insieme a una riduzione del grasso corporeo. Forza, coordinazione e prestazioni fisiche possono migliorare per alcuni pazienti.

SCOPRI IL TESTOSTERONE

Uno degli ormoni più vitali è il testosterone. È stato dimostrato che migliora la libido, la massa muscolare, la memoria e i livelli di energia. Ma quando gli uomini invecchiano, i loro livelli di testosterone diminuiscono naturalmente.

Dal 20 al 40% degli uomini anziani ha un problema medico chiamato ipogonadismo e necessita di un trattamento sostitutivo del testosterone (TRT). Ma ci sono aspetti negativi della TRT, inclusa la possibilità di malattie cardiache, numero eccessivo di globuli rossi e altri disturbi.

Ottenere la giusta dose del giusto meccanismo di erogazione della terapia ormonale è fondamentale per un risultato positivo. Puoi ottenere cerotti, lozioni, iniezioni o persino pellet di testosterone.

I pellet possono essere un'opzione eccellente per coloro che desiderano una dose costante a lungo termine. Tu e il tuo medico potete avere una conversazione sulle numerose strategie di trattamento a vostra disposizione.

PELLET DI TESTOSTERONE

È disponibile una piccola pallina di testosterone, come Test Opel. Contengono testosterone cristallino e misurano 3 mm per 9 mm. Vengono impiantati sotto la pelle e rilasciano gradualmente testosterone nell'arco di tre o sei mesi.

I pellet vengono impiantati per via sottocutanea, in genere vicino all'anca, durante un intervento chirurgico rapido e semplice eseguito nello studio del medico.

Un tipo di terapia sostitutiva del testosterone di lunga durata, questi pellet durano per un anno intero. Hanno bisogno di fornire un flusso costante di testosterone, di solito sufficiente per durare per quattro mesi.

DIAGNOSI DELLA DOSE OTTIMALE

Potrebbe volerci del tempo per trovare la dose ottimale che tratti efficacemente i sintomi del basso livello di testosterone.

Effetti collaterali pericolosi, come un aumento della conta dei globuli rossi, possono essere causati da un eccesso di testosterone (RBC). Secondo gli studi, ci sono ulteriori pericoli associati a livelli elevati di testosterone.

Alcune persone potrebbero avere difficoltà a determinare un dosaggio appropriato. È possibile identificare la dose ottimale per il tuo corpo collaborando con il tuo medico, che potrebbe anche essere in grado di guidarti verso la strategia di trattamento ottimale.

DOSAGGIO DEL TESTOSTERONE: ALTI E BASSI

Trattamenti topici facili da auto-amministrare come creme, gel, compresse buccali, spray nasale (nati a), soluzione per le ascelle (axion) e cerotti richiedono un'applicazione regolare.

Corri anche il rischio di esporre erroneamente donne e bambini al contatto con quantità eccessive di testosterone.

Le iniezioni hanno il potenziale per persistere più a lungo ed evitare i problemi di contatto degli approcci sopra menzionati. Tuttavia, il disagio al sito di iniezione è una possibilità. Devi andare da un operatore sanitario o imparare a iniettarti.

Alcuni degli spiacevoli effetti collaterali della TRT sono attribuibili agli alti e bassi della dose di testosterone con i metodi di somministrazione convenzionali.

I livelli di testosterone, dopo essere stati aumentati artificialmente con iniezioni, possono oscillare ampiamente tra molto alti e molto bassi. Di conseguenza, potrebbe esserci un drammatico sbalzo nell'umore, nella libido e nei livelli di energia.

Gli estrogeni come l'estradiolo vengono prodotti quando il testosterone viene scomposto ai suoi livelli massimi di esposizione. Questo tanto estrogeno può potenzialmente contribuire allo sviluppo del seno e al dolore.

TRT PUÒ PROVOCARE ANCHE I SEGUENTI EFFETTI INDESIDERATI

apnea notturna

acne

basso numero di spermatozoi

seni più grandi della media

atrofia testicolare

RBC potenziato

Posizionamento di impianti a pellet

Il tempo medio per un intervento di implantologia è di circa 10 minuti.

Dopo aver strofinato la parte superiore dell'anca o dei glutei, viene somministrato un anestetico locale sotto la pelle per attenuare il dolore. Viene praticata una piccola incisione.

Con l'aiuto di un trequarti, si inseriscono piccole palline di testosterone sotto la pelle. Nella maggior parte dei casi, verranno impiantati da dieci a dodici pellet. Dopo circa 4 mesi, dovrai ripetere il processo perché gli effetti sono svaniti.

I PELLET POTREBBERO AVERE ALCUNI EFFETTI NEGATIVI, PERÒ

Ci sono vantaggi nell'usare i pellet come strategia di dosaggio a lungo termine per bassi livelli di testosterone, ma ci sono anche aspetti negativi.

I pellet possono "estrudersi" attraverso la pelle o sviluppare un'infezione, in rare occasioni. L'infezione si verifica solo nello 0,3–0,4% circa dei casi e l'estrusione solo nello 0,3–1,1% circa dei casi, quindi questo è estremamente raro.

È necessaria un'altra procedura chirurgica per aggiungere pellet, rendendo difficile regolare facilmente il dosaggio.

Prima di iniziare la terapia con pellet di testosterone, si raccomanda di determinare la dose ottimale di testosterone utilizzando un metodo alternativo di somministrazione giornaliera di testosterone (come creme o cerotti). Chiedi consiglio al tuo medico in merito.

Sei un candidato per i pellet di testosterone dopo aver trovato una dose efficace alla quale stai sperimentando i vantaggi senza sperimentare un aumento dei globuli rossi o altri effetti avversi.

PELLET DI PURO TESTOSTERONE PER FEMMINE

Anche le donne sono sottoposte a terapia con testosterone, nonostante le polemiche che la circondano. La TRT, con o senza estrogeni extra, è stata usata per trattare il problema del desiderio sessuale ipoattivo nelle donne in postmenopausa.

Di conseguenza, le persone riferiscono livelli più elevati di desiderio sessuale, orgasmi più frequenti e, in generale, una maggiore soddisfazione.

POSSONO ESSERE SEGNALI DI PROGRESSO ANCHE NELLE SEGUENTI AREE

Muscolo magro

Massa ossea

Risultati del test del QI

Vitalità del cuore

Tuttavia, fornire la terapia a basso dosaggio di cui hanno bisogno le donne è una sfida al momento. Nonostante il fatto che i pellet di testosterone siano stati utilizzati dalle donne, non sono stati condotti studi completi per valutare i pericoli, in particolare per quanto riguarda l'emergenza di tumori maligni.

È anche considerato "off-label" somministrare pellet di testosterone a pazienti di sesso femminile. Ciò significa che un medicinale con gli Stati Uniti Qualcosa approvato dalla Food and Drug Administration (FDA) per uno scopo viene quindi utilizzato per un altro.

Il medicinale non è destinato a tale uso, ma un medico è libero di utilizzarlo come meglio crede. Poiché la FDA controlla solo la produzione e la distribuzione di prodotti farmaceutici e non la loro applicazione clinica, questo è il caso. Di conseguenza, il medico è libero di scriverti una prescrizione per un farmaco nel modo che ritiene opportuno.

DISCUTERE I TUOI SINTOMI CON IL TUO MEDICO

Discuti con il tuo medico su come iniziare la terapia con testosterone. Una volta trovata una dose che funziona con il tuo corpo, puoi esplorare l'approccio migliore che funziona per te.

L'impegno per TRT è a lungo termine. I pellet di testosterone comportano visite mediche aggiuntive e probabilmente maggiori spese. Ci sono degli svantaggi, ovviamente, ma ci sono anche dei vantaggi, come non doversi iniettare ogni giorno e non doversi preoccupare che altre persone ricevano testosterone.

È DANNOSO AVERE TESTOSTERONE BASSO

" low T", abbreviazione di testosterone basso, è un disturbo diffuso che colpisce gli uomini mentre invecchiano. La normale produzione di testosterone diminuisce gradualmente con l'invecchiamento. Secondo la Urology Care Foundation, circa il 20% degli uomini sui 60 anni ha un basso livello di testosterone. Questa percentuale sale al 30% tra gli uomini di età pari o superiore a 70 anni. Circa il cinquanta per cento degli uomini ultraottantenni vede un calo del testosterone.

IL TESTOSTERONE PERCHÉ GLI UOMINI NE HANNO BISOGNO

I testicoli di un maschio creano l'ormone sessuale noto come testosterone. Questo ormone è importante nello sviluppo dei genitali di un ragazzo. Il testosterone è essenziale per la maturazione dei corpi dei ragazzi in quelli degli uomini durante la pubertà. Promuove la crescita dei peli del viso, lo sviluppo muscolare e una voce più profonda. Il testosterone è fondamentale per la libido di un uomo fino all'età adulta.

BASSI LIVELLI DI TESTOSTERONE CAUSA COSA

I livelli di testosterone diminuiscono naturalmente con l'età. Ci sono alcune prove che i livelli di testosterone di un uomo diminuiscono con l'età. Bassi livelli di testosterone possono essere causati da qualcosa di più del semplice invecchiamento. I danni ai testicoli o l'esposizione a farmaci o radiazioni antitumorali sono esempi di tali eventi. Malattie ipofisarie e farmaci che influenzano l'ipofisi, come gli steroidi, sono altri due potenziali fattori scatenanti.

Effetti del basso livello di testosterone sull'attività sessuale

Le ripercussioni del basso livello di testosterone sulla salute di un uomo sono reali e significative, in particolare in termini di vita sessuale. Bassi livelli di testosterone negli uomini potrebbero rendere difficile ottenere e mantenere un'erezione. Potrebbero non avere erezioni così regolarmente o difficili come una volta. Anche il desiderio di avere attività sessuale (libido) negli uomini diminuisce quando i livelli di testosterone diminuiscono. Alcuni o tutti questi possono comportare un'attività sessuale meno frequente. Gli effetti sulle unioni romantiche potrebbero essere sostanziali.

RIPERCUSSIONI ALTERNATE DI TESTOSTERONE BASSO

Avere bassi livelli di testosterone influisce più della semplice libido e del desiderio di impegnarsi in attività sessuale. Inoltre, può indurre altri sintomi. Alcuni dei seguenti segni possono presentarsi se la causa è un basso T

L'aumento di peso

sentirsi meno energici del solito

diminuzione della massa muscolare e aumento del grasso

triste e giù

fatica a concentrarsi

CONSIDERAZIONI SULLA SALUTE

Le ripercussioni del basso livello di testosterone sul corpo possono essere devastanti a lungo termine. Per gli uomini, bassi livelli possono portare a debolezza ossea e persino osteoporosi. Le persone con osteoporosi hanno molte più probabilità di subire lesioni.

Avere un basso livello di testosterone è stato collegato a un aumentato rischio di morte per malattie cardiache e altri motivi, secondo una ricerca pubblicata sul Journal of Clinical Endocrinology.

LA VALUTAZIONE DEL TESTOSTERONE BASSO

La riduzione del desiderio sessuale o i problemi di mantenimento dell'erezione sono segni della necessità di una visita medica. Il basso livello di testosterone può essere diagnosticato con un semplice esame del sangue presso lo studio del medico. I livelli di testosterone oscillano durante il giorno, quindi potrebbe essere necessario eseguire il test più di una volta. Il medico può prelevare sangue per prima cosa al mattino, quando i livelli di testosterone sono in genere al loro apice.

IL PROCESSO DI TRATTAMENTO DEL TESTOSTERONE BASSO

La terapia sostitutiva con testosterone può essere raccomandata se i livelli sono bassi. La Urology Support Foundation riferisce che la maggior parte degli uomini che soffrono di bassi livelli di testosterone applicano gel di testosterone su braccia e spalle. Puoi anche iniettare un colpo in un muscolo, oppure puoi mettere un cerotto che rilasci lentamente il testosterone nel flusso sanguigno. I pellet sottocutanei sono un'altra opzione. Oltre alla terapia iniettabile, sono disponibili terapie sostitutive orali. La crescita del cancro può essere alimentata dal testosterone, quindi non è raccomandato agli uomini con cancro alla prostata di assumerlo.

SAPERE QUANDO HAI BISOGNO DI TERAPIA

Molte aziende farmaceutiche hanno recentemente iniziato a commercializzare farmaci per il trattamento dei bassi livelli di testosterone (o "basso T"). Un documento di ricerca pubblicato nel 2011 ha rilevato che il numero di uomini di età superiore ai 40 anni che hanno utilizzato la terapia con testosterone è aumentato tra il 2001 e il 2011. Se stai riscontrando sintomi di bassi livelli di testosterone, dovresti fare il test per assicurarti di aver effettivamente bisogno di un trattamento.

capitolo 3

IPOgonadismo

L'ipogonadismo è caratterizzato da una produzione bassa o assente di ormoni sessuali da parte delle gonadi. Gli adolescenti e gli adulti di entrambi i sessi sono vulnerabili. La mancanza di desiderio sessuale o libido è un sintomo di questa malattia. L'ipogonadismo, noto anche come deficit delle gonadi, è caratterizzato dall'assenza di uno o di entrambi i testicoli.

SPIEGARE L'IPOGONADISMO

L'ipogonadismo è una condizione in cui i testicoli e le ovaie producono quantità insufficienti di ormoni sessuali. I testicoli e le ovaie sono i due componenti principali delle ghiandole sessuali, spesso conosciute come le gonadi. Gli ormoni secreti da entrambi i sessi svolgono un ruolo nella regolazione delle caratteristiche sessuali secondarie come la crescita del tessuto mammario nelle femmine e dei testicoli nei maschi, così come la produzione di peli nella regione pubica. Il ciclo mestruale e la produzione di spermatozoi dipendono entrambi dagli ormoni sessuali.

L'ipogonadismo è una condizione in cui uno o entrambi i testicoli sono sottosviluppati. Quando si verifica nei ragazzi, può essere indicato come testosterone sierico basso o andropausa.

La maggior parte dei pazienti che ricevono un trattamento per questa malattia migliora in modo significativo.

ESATTAMENTE QUANTE FORME DISTINTE DI IPOGONADISMO ESISTONO

L'ipogonadismo primario e quello centrale sono le due categorie di questo disturbo.

Ipogonadismo dell'ipotalamo primario

Per dirla semplicemente, se hai l'ipogonadismo primario, le tue gonadi non producono abbastanza ormoni sessuali. Il tuo cervello sta ancora inviando segnali alle tue gonadi per produrre ormoni, ma le tue gonadi non sono effettivamente in grado di farlo.

IPOGONADISMO CENTRATO NEL CORPO

Quando hai l'ipogonadismo centrale, il problema è a livello cerebrale. Il malfunzionamento delle tue gonadi è dovuto a problemi con l'ipotalamo e la ghiandola pituitaria.

PERCHE' SI VERIFICA L'IPOGONADISMO

L'ipogonadismo primario ha una serie di cause profonde.

le malattie causate dal corpo che attacca se stesso includono il morbo di Addison e l'ipoparatiroidismo.

Sindrome di Turner, sindrome di Klinefelter e altre malattie genetiche malattie pericolose, in particolare la parotite testicolare Malattie croniche del fegato e dei reni Avere testicoli che non sono ancora discesi dall'emocromatosi, condizione causata da una quantità eccessiva di ferro assorbito Contaminazione con radiazioni Alterazione dei genitali .

POSSIBILI CAUSE DI IPOGONADISMO CENTRALE COMPRENDONO

malattia dei geni, come la sindrome di Kalman sviluppo ipotalamico anormale

PROBLEMI CON LA GHIANDOLA PITUITARIA

malattie con infiammazione, come sarcoidosi, tubercolosi e istiocitosi

OBESITÀ

dimagrire rapidamente

Carenze nella nutrizione

iniezione di steroidi o oppioidi

Procedura chirurgica sul cervello

Contaminazione da radiazioni

Se hai subito danni all'ipotalamo o all'ipofisi, potresti avere problemi a controllare le tue emozioni.

la presenza di un tumore sopra o vicino alla ghiandola pituitaria

SPIEGARE I SEGNI DELL'IPOGONADISMO

mancata mestruazione

sviluppo mammario insufficiente o assente

il verificarsi di calore improvviso e intenso

la calvizie è la perdita di capelli da qualsiasi parte del corpo.

assenza o difficoltà a mantenere il desiderio sessuale

secrezioni lattiginose del seno

I MASCHI POSSONO AVERE I SEGUENTI SINTOMI, TRA GLI ALTRI

diradamento del capelli

calo della massa muscolare

Sviluppo insolito del seno

ritardo della crescita del pene e dei testicoli

DE, o impotenza,

osteoporosi

assenza o difficoltà a mantenere il desiderio sessuale

infertilità

fatica

il verificarsi di calore improvviso e intenso

Problemi di messa a fuoco

COME I MEDICI IDENTIFICANO L'IPOGONADISMO IN UN PAZIENTE

Per garantire che il tuo sviluppo sessuale sia in linea con la tua età, il medico eseguirà un esame fisico. Potrebbero dare un'occhiata alla tua muscolatura, capelli e genitali.

TEST PER GLI ORMONI

In primo luogo, il medico probabilmente valuterà i livelli di ormone sessuale se sospettano l'ipogonadismo. Per determinare i livelli dell'ormone follicolo-stimolante (FSH) e dell'ormone luteinizzante (LH), sarà necessario un esame del sangue. Gli ormoni riproduttivi sono prodotti dalla ghiandola pituitaria.

Se sei una donna, i tuoi livelli di estrogeni verranno controllati. Verrà controllato il testosterone di un uomo. I livelli ormonali vengono in genere misurati per prima cosa al mattino. Il medico può anche richiedere un'analisi dello sperma se sei un uomo e vuoi sapere quanti spermatozoi hai. Un basso numero di spermatozoi può essere un'indicazione di ipogonadismo.

Per confermare una diagnosi ed escludere potenziali ragioni, il medico può eseguire ulteriori esami del sangue.

La produzione di ormoni sessuali può essere influenzata dai livelli di ferro. Il medico può eseguire un esame del sangue per cercare segni di emocromatosi, che causa livelli anormalmente elevati di ferro nel sangue.

I livelli di prolattina sono qualcos'altro che il medico potrebbe voler controllare. Sebbene sia più diffuso nelle femmine, la prolattina è un ormone presente in entrambi i sessi che incoraggia la crescita e la produzione di tessuto mammario e latte nelle madri che allattano.

I livelli di ormone tiroideo sono qualcos'altro che il tuo medico potrebbe guardare. I sintomi simili all'ipogonadismo possono anche essere causati da problemi alla tiroide.

ESAMINANDO L'IMMAGINE

Le tecniche di diagnostica per immagini stanno diventando sempre più diffuse. Con l'aiuto delle onde sonore, un'ecografia può produrre un'immagine delle ovaie, consentendo un esame approfondito del sistema riproduttivo.

Se il medico sospetta che tu abbia un tumore nella ghiandola pituitaria, può ordinare una risonanza magnetica o una TAC per rilevarlo.

IPOGONADISMO NELLE DONNE COME TRATTARLO

Il trattamento per le donne comporterà un aumento dei livelli di ormoni sessuali femminili.

Se hai subito un'isterectomia, è probabile che i farmaci estrogeni siano la tua prima linea di difesa. Gli estrogeni aggiunti possono essere assunti per via orale o tramite un cerotto transdermico.

Se non hai avuto un'isterectomia, il medico può prescrivere una combinazione di estrogeni e progesterone per ridurre la possibilità di sviluppare il cancro dell'endometrio causato da livelli elevati di estrogeni. Se stai assumendo estrogeni, l'assunzione di progesterone può aiutare a ridurre il rischio di sviluppare il cancro dell'endometrio.

I sintomi possono essere affrontati in modo specifico utilizzando rimedi alternativi. La riduzione della libido può essere aiutata da bassi dosaggi di testosterone. Le iniezioni di gonadotropina corionica umana e/o le compresse di FSH vengono utilizzate per indurre l'ovulazione nelle donne che hanno problemi a rimanere incinta o che hanno periodi regolari.

TRATTAMENTO IPOgonadismo MASCHILE

L'ormone sessuale maschile è chiamato testosterone. Il trattamento per l'ipogonadismo negli uomini comporta in genere una terapia sostitutiva del testosterone. La terapia sostitutiva del testosterone può essere ottenuta da

Iniezione

Toppa

gel

losanga

Le iniezioni dell'ormone di rilascio delle gonadotropine possono causare la pubertà o stimolare la spermatogenesi.

FARMACI PER L'IPOGONADISMO PER ENTRAMBI I SESSI

Quando un tumore della ghiandola pituitaria è responsabile dell'ipogonadismo, il trattamento è lo stesso per entrambi i sessi. I metodi che possono essere utilizzati nel tentativo di ridurre o eliminare il tumore includono

radiazione

farmaco

chirurgia

COME GUARDANO LE COSE SULLA STRADA

L'ipogonadismo è un disturbo a lungo termine che può richiedere una terapia per il resto della propria vita a meno che non sia causato da qualcosa a cui si possa rimediare. Se interrompi l'assunzione dei farmaci ormonali sessuali, il livello dell'ormone potrebbe diminuire.

Cercare l'aiuto di un terapeuta o di un gruppo di supporto può essere utile prima, durante e dopo il trattamento. Livelli aumentati di testosterone sono utili.

TESTOSTERONE...COS'È

I testicoli dei maschi e le ovaie e le ghiandole surrenali delle femmine sono i siti principali di produzione di testosterone. Questo ormone svolge un ruolo fondamentale nel plasmare il fisico e la personalità maschile. I livelli di testosterone nelle donne sono significativamente più bassi. La produzione di testosterone aumenta di un fattore 30 tra la pubertà e la prima età adulta. I normali cali annuali si verificano dopo la prima età adulta. Dopo i 30 anni, potresti riscontrare una perdita dell'uno per cento delle capacità fisiche.

TRA LE MOLTE IMPORTANTI FUNZIONI DEL TESTOSTERONE SONO

ossa e muscoli

Peli del corpo umano, compresi i peli pubici e facciali

approfondimento della voce con mezzi fisici

passione per il sesso

condizione della mente e dell'esistenza

abilità con le parole e la forza del cervello

Se sei preoccupato per il basso livello di testosterone, fissa un appuntamento con il tuo medico. Poiché la riduzione del testosterone è una parte normale dell'invecchiamento, alcuni sintomi, come la perdita di massa muscolare, l'aumento di grasso corporeo o l'impotenza, possono essere indicatori di qualcos'altro.

Se il medico ti ha diagnosticato bassi livelli di testosterone (noto anche come ipogonadismo) o ti ha raccomandato farmaci sostitutivi del testosterone per un altro motivo, aumentare i livelli di testosterone potrebbe interessarti. Aumentare i livelli di testosterone potrebbe non avere effetti evidenti se i livelli sono già normali. Solo i maschi con bassi livelli di testosterone sono stati studiati per i benefici migliorati elencati di seguito.

PERCHÉ È BENEFICO ELEVARE I LIVELLI DI TESTOSTERONE

Sistema cardiovascolare e sangue forti

Il sangue ricco di ossigeno pompato da un cuore forte consente ai muscoli e agli organi del corpo di funzionare al meglio. La produzione di globuli rossi nel midollo osseo è aiutata dal testosterone. Numerosi problemi cardiovascolari sono stati correlati a bassi livelli di testosterone.

esistono prove che la terapia sostitutiva del testosterone aiuti con le malattie cardiovascolari? I risultati della ricerca da una fonte affidabile non sono conclusivi. La terapia con testosterone per i maschi con malattie cardiache ha portato a modesti miglioramenti, secondo piccoli studi dei primi anni 2000. Alcune persone hanno persino triplicato la loro precedente distanza a piedi! Un'altra indagine ha scoperto che la terapia ormonale non ha fatto nulla per alleviare il dolore dell'angina, ma ha aumentato il diametro delle arterie sane.

Una recente ricerca che ha coinvolto più di 83.000 uomini ha scoperto che gli uomini con livelli di testosterone normalizzati avevano ridotto il rischio di infarto del 24% e ictus del 36%.

GRASSO RIDOTTO, MASSA MUSCOLARE AUMENTATA

La crescita muscolare è un fenomeno guidato dal testosterone. L'atrofia muscolare e l'aumento del tasso metabolico beneficiano entrambi di una composizione corporea più snella. Gli studi hanno dimostrato che il trattamento per il basso livello di testosterone può portare a una riduzione del grasso corporeo e a un miglioramento della massa muscolare e della forza nei maschi. Alcuni maschi hanno notato un'alterazione della massa magra ma nessun miglioramento della forza. La combinazione di farmaci sostitutivi del testosterone con sollevamento pesi e attività fisica è ottimale.

MAGGIORE DENSITÀ OSSEA

La densità minerale ossea è significativamente influenzata dal testosterone. Quando gli uomini invecchiano, i loro livelli di testosterone diminuiscono naturalmente, il che ha un effetto negativo sulla densità ossea. Di conseguenza, esiste una maggiore possibilità di sviluppare fragilità ossea e osteoporosi. Gli atleti traggono vantaggio dall'avere ossa forti perché forniscono una base stabile per i loro muscoli e organi interni.

Finché il dosaggio è sufficientemente alto, è stato dimostrato che la terapia con testosterone promuove la densità ossea. Negli studi clinici che hanno valutato l'influenza del testosterone sulla densità ossea sono stati osservati aumenti della densità ossea nella colonna vertebrale e nei fianchi. La densità minerale ossea è stata osservata aumentare con il testosterone in una ricerca separata che ha confrontato le donne attraverso l'andropausa con gli uomini. Tuttavia, non è chiaro se il testosterone possa aiutare a ridurre il rischio di fratture.

Una maggiore capacità di memoria verbale, percezione visiva o analisi logica

Secondo gli studi, i maschi il cui rapporto testosterone totale/estrogeno è più alto hanno anche un rischio inferiore di sviluppare il morbo di Alzheimer. Il testosterone è stato collegato a funzioni cognitive migliorate come memoria verbale e velocità di elaborazione. Gli uomini di età compresa tra 34 e 70 anni che hanno ricevuto la terapia con testosterone hanno mostrato una maggiore memoria spaziale.

LIBIDO RAFFORZATO

Quando un uomo è sessualmente eccitato e attivo, i suoi livelli di testosterone aumenteranno naturalmente. Gli uomini che hanno più dell'ormone testosterone tendono a impegnarsi in una maggiore attività sessuale in generale. Affinché gli uomini più anziani mantengano la libido e le erezioni, devono assumere più testosterone. Tuttavia, va notato che bassi livelli di testosterone non sono sempre la causa della disfunzione erettile.

La ricerca suggerisce che la terapia con testosterone può migliorare la salute e la funzione sessuale. La ricerca indica anche che esiste un limite superiore ai livelli di testosterone oltre il quale non vengono mostrate ulteriori reazioni. L'aumento dei livelli di testosterone potrebbe non migliorare la libido nei ragazzi che non hanno l'ipogonadismo.

SPIRITI ELEVATI

La qualità della vita diminuisce con il calo dei livelli di testosterone. Basse quantità di testosterone possono causare una varietà di emozioni e comportamenti negativi, come depressione, esaurimento e irritabilità. Tuttavia, ci sono prove da alcuni studi che suggeriscono che questo è applicabile solo ai maschi con ipogonadismo. Quei maschi i cui corpi abbassano naturalmente i livelli di testosterone non hanno mostrato alcun segno di aumento della depressione.

La terapia sostitutiva con testosterone può avere esiti emotivi variabili. Il trattamento alla fonte per l'ipogonadismo negli uomini ha portato a più felicità, meno affaticamento e meno irritazione. Oltre alla sua potenziale efficacia come trattamento psichiatrico, questo metodo ha mostrato risultati promettenti negli studi come antidepressivo.

I RISCHI DELLA TERAPIA SOSTITUTIVA DEL TESTOSTERONE.

Le terapie con testosterone su prescrizione includono gel, cerotti e iniezioni. Ciascuno può produrre alcuni effetti indesiderati in alcune persone. È possibile che i cerotti causino irritazioni alla pelle. Ottenere un'iniezione intramuscolare potrebbe influenzare la tua disposizione. Non permettere a nessun altro di usare il gel dopo averlo provato tu stesso.

Queste sono alcune delle possibili conseguenze negative della terapia sostitutiva del testosterone

peggioramento dell'acne

Per trattenere i liquidi

la necessità di urinare più frequentemente

valorizzazione del busto

ridotto numero di spermatozoi

Numero ridotto di spermatozoi

l'aggressività è aumentata

Nei maschi che hanno avuto un cancro al seno o alla prostata, la terapia con testosterone non è raccomandata. L'uso del trattamento sostitutivo del testosterone è stato anche collegato a un peggioramento dell'apnea notturna negli anziani.

STAI PENSANDO DI FARSI INIEZIONI DI TESTOSTERONE

Se i tuoi livelli rientrano nell'intervallo normale, il trattamento non è necessario. Gli uomini con bassi livelli di testosterone possono trarre grandi benefici dalla terapia sostitutiva del testosterone. Non dovresti mai assumere testosterone senza l'ordine di un medico. Se temi che i livelli di testosterone siano troppo bassi, è importante consultare un medico. I livelli di testosterone possono essere misurati utilizzando un esame del sangue, che può anche rivelare altri problemi di salute.

Sia i professionisti medici che gli accademici sono divisi sul fatto che il trattamento sostitutivo del testosterone funzioni effettivamente o meno. Il consenso tra gli esperti suggerisce che i risultati degli studi sono incoerenti per la maggior parte delle malattie.

La salute ottimale e il successo della terapia con testosterone dipendono da una dieta equilibrata e da un regolare esercizio fisico. Si suggerisce di fare un controllo e un monitoraggio di follow-up.

capitolo 4

ETÀ

CAMBIAMENTI CORRELATI NEL TESTOSTERONE

In entrambi i sessi, il testosterone agisce come un potente ormone. Tra i suoi numerosi vantaggi c'è la capacità di moderare il desiderio sessuale, gestire la produzione di sperma, costruire massa muscolare e aumentare la vitalità. L'ostilità umana e la competitività sono solo due comportamenti che possono essere influenzati da questo.

La produzione di testosterone diminuisce naturalmente con l'età. Questo può avere una vasta gamma di effetti collaterali, inclusa la diminuzione del desiderio sessuale. L'abbassamento del testosterone è un aspetto normale del processo di invecchiamento, nonostante possa destare preoccupazione.

NORMALI QUANTITÀ DI TESTOSTERONE

La salute della tiroide, la disponibilità di proteine e altri fattori influenzano tutti ciò che costituisce un livello "normale" o "sano" di testosterone nel sangue.

Per essere considerato normale, il livello di testosterone di un uomo deve essere almeno 300 ng/dL, come affermato dall'American Urological Association (AUA) nelle loro più recenti linee guida. Negli uomini, il testosterone basso è definito come una concentrazione sierica inferiore a 300 ng/dL.

Quando un uomo entra nell'età adulta, i suoi livelli di testosterone aumentano fino a circa 18 o 19 anni, per poi diminuire gradualmente.

PRIMA DELLA NASCITA

Durante la gravidanza, il testosterone è essenziale per una sana crescita e sviluppo fetale. La maturazione del sistema riproduttivo maschile è sotto il suo occhio vigile.

Una ricerca su 60 bambini suggerisce che i livelli di testosterone prenatale possono anche influenzare l'equilibrio dell'attività tra gli emisferi destro e sinistro del cervello.

Lo sviluppo del cervello fetale dipende dal fatto che i livelli di testosterone rimangano entro un intervallo relativamente ristretto. Quantità intense di testosterone durante la gravidanza sono state correlate all'autismo.

DALLA PRIMA ADULTO ALLA TARDA ADOLESCENZA

I livelli massimi di testosterone si verificano tra la pubertà e la prima età adulta.

È durante la pubertà che il testosterone e altri androgeni si manifestano per la prima volta fisicamente nei giovani maschi. Quando un ragazzo passa all'età adulta, sviluppa una voce più profonda, spalle più larghe e lineamenti più squadrati.

ADULTO

Dopo i 30 anni, i livelli di testosterone di un uomo possono diminuire di circa l'1% all'anno.

Le ovaie sono il sito principale della produzione di testosterone nelle donne in premenopausa. Dopo la menopausa, che in genere inizia tra i 45 ei 55 anni, i livelli scendono.

SINTOMI DA CARENZA DI ORMONI MASCHILI

La quantità di testosterone nel tuo sistema può essere determinata con un esame del sangue.

Tuttavia, bassi livelli di testosterone possono anche essere il risultato di disturbi medici presenti dalla nascita. Avere un basso livello di testosterone è possibile se i testicoli o le ovaie, gli organi responsabili della produzione dell'ormone, sono stati danneggiati da una malattia.

L'invecchiamento può causare un calo dei livelli. D'altra parte, l'America ha i suoi problemi. La FDA raccomanda contro il trattamento sostitutivo del testosterone (TRT) per bassi livelli dovuti all'invecchiamento.

ALTERAZIONI NELLA FUNZIONE SESSUALE POSSONO AVVENIRE QUANDO I LIVELLI DI TESTOSTERONE SONO TROPPO BASSI

bassa libido o mancanza di desiderio sessuale

ridotto numero di 'atti di virilità'

impotenza

Compromissione della capacità di ottenere o mantenere un'erezione (DE)

infertilità

SONO ULTERIORI SINTOMI DI BASSI LIVELLI DI TESTOSTERONE

alterazioni del modo di dormire

Problemi di messa a fuoco

mancata ispirazione all'azione

massa muscolare e potenza esaurite

perdita di massa ossea

la condizione di avere seni maschili insolitamente grandi

depressione

fatica

Dovresti essere controllato per i bassi livelli di testosterone se sospetti di averli.

RAPPORTI TRA FEMMINE E TESTOSTERONE

Sebbene il testosterone sia principalmente un ormone maschile, è essenziale per entrambi i sessi. Meno testosterone è presente nelle femmine rispetto ai maschi.

Dopo che una donna raggiunge la menopausa, i suoi livelli di estrogeni iniziano a diminuire. Ciò potrebbe causare un piccolo aumento dei suoi livelli di androgeni (ormoni maschili). I livelli di testosterone possono anche essere influenzati da malattie come la sindrome dell'ovaio policistico (PCOS).

NELLE DONNE, POSSONO PORTARE ALTI LIVELLI DI TESTOSTERONE NEL SANGUE

caduta dei capelli sul cuoio capelluto

acne

interruzioni o assenze del periodo

sviluppo di barba o baffi

infertilità

L'infertilità è un altro potenziale risultato del basso livello di testosterone nelle donne, a seguito della fragilità delle ossa e della mancanza di interesse per l'attività sessuale.

DIAGNOSI E TEST

È meglio diagnosticare un basso livello di testosterone con un viaggio dal medico per un esame fisico e del sangue.

Il medico valuterà la tua salute generale e la maturità sessuale. Si consiglia di prelevare il campione di sangue prima delle 10:00, poiché i livelli di testosterone tendono ad essere più alti al mattino. con i maschi più giovani. Fino alle 14, gli uomini sopra i 45 anni possono sostenere il test. pur ottenendo risultati affidabili.

I rischi legati all'analisi del sangue sono bassi, ma possono includere sanguinamento, disagio nel sito di iniezione o infezione.

IMPLICAZIONI DI TESTOSTERONE ECCESSIVO O INSUFFICIENTE

I segni di un basso livello di testosterone possono solo essere parte dell'invecchiamento, ma potrebbero anche indicare qualcosa di più serio. Ecco qui alcuni di loro

reazione ai farmaci

Disturbi della ghiandola tiroidea

depressione

bere pesantemente

Livelli ridotti di testosterone possono derivare da una serie di fattori, inclusi ma non limitati a

cancro ai testicoli o alle ovaie

inefficacia dei testicoli

bassa produzione di ormone gonadico, spesso noto come ipogonadismo.

Sviluppo sessuale immaturo

condizione che dura a lungo, come diabete o malattie renali

estrema grassezza

radioterapia o chemioterapia

Uso di oppioidi

difetti congeniti che possono essere ricondotti a un gene difettoso, come la sindrome di Klinefelter

Elevate quantità di testosterone potrebbero derivare da

PCOS

La CAH è una condizione che colpisce le femmine dalla nascita.

tumori delle ghiandole surrenali o delle gonadi

Porta via

il medico può raccomandare trt se scopre che i livelli di testosterone sono troppo bassi. forme di testosterone includono

la somministrazione di un colpo

un cerotto

Gel topico per la pelle

gel inserito nei passaggi nasali

pellet che vengono inseriti chirurgicamente sotto di lui pelle

Sono disponibili numerosi farmaci per il trattamento dei livelli elevati di testosterone nelle donne.

metodi contraccettivi somministrati per via orale

SPIRONOLATTONE ALDACTONE

Preoccuparsi per la diminuzione dei livelli di testosterone è naturale. Questo, tuttavia, è prevedibile come una conseguenza naturale dell'invecchiamento. Se sei preoccupato o manifesti sintomi insoliti, è importante fissare un appuntamento con il medico.

Capitolo 5

METODI CHE HANNO DIMOSTRATO DI AUMENTARE IL TESTOSTERONE NATURALE

L'ormone testosterone influisce su tutto, dalle prestazioni sessuali alla probabilità di contrarre determinate malattie. Scopri come i metodi naturali, come il sollevamento pesi, possono aiutarti ad aumentare i livelli di testosterone.

L'ormone androgeno principale negli uomini è il testosterone. Alcuni livelli di tracce sono presenti anche nelle persone a cui è stata assegnata una femmina alla nascita.

I testicoli e le ovaie sono gli organi principali responsabili della produzione di questo ormone steroideo. Piccole quantità sono prodotte anche dalle ghiandole surrenali.

OTTENERE UN BUON RIPOSO NOTTURNO

La mancanza di sonno è stata collegata alla diminuzione dei livelli di testosterone e di altri ormoni e sostanze essenziali.

Gli uomini che non dormono abbastanza potrebbero vedere un calo del testosterone, secondo una ricerca dell'Università di Source.

Dopo che 10 maschi sani, tutti di circa 24 anni, hanno trascorso 1 settimana dormendo 8 ore ogni notte a casa, hanno trascorso le successive 11 notti in un laboratorio. Per le prime tre notti hanno dormito per un'intera notte di 10 ore, ma per le otto successive sono stati costretti a limitare il sonno a sole cinque. La notte prima della restrizione del sonno di 10 ore, i medici hanno monitorato il loro sangue ogni 15-30 minuti.

Secondo lo studio, la privazione del sonno per una sola settimana riduce i livelli di testosterone durante il giorno fino al 15%. Al contrario, i livelli di testosterone diminuiscono gradualmente con l'età a un tasso di solo il 2% ogni anno negli adulti sani.

Fare del sonno una priorità può aiutare a mantenere i livelli di testosterone. Dormire per almeno sette o otto ore a notte dovrebbe essere un obiettivo quotidiano. Le difficoltà del sonno dovrebbero essere discusse con un medico.

MANGIARE BENE RICHIEDE DISCIPLINA

Mangiare sano è noto da tempo per essere fondamentale per mantenere i livelli di testosterone e la salute generale a livelli ottimali. Una fonte del rapporto suggerisce che bassi livelli di testosterone e sovrappeso possono entrambi contribuire a una serie di malattie infiammatorie e ridurre la funzione cerebrale.

È stato dimostrato che i livelli ormonali sono disturbati da un'alimentazione eccessiva e da una dieta yo-yo . Le persone che praticano un'attività fisica faticosa, come lo sport, hanno maggiori probabilità di notare questo effetto.

Una dieta ricca di cibi integrali e che fornisce un buon equilibrio di grassi, carboidrati e proteine è ottimale. Mantenere un sano equilibrio ormonale è solo un altro vantaggio di mangiare una dieta equilibrata e nutriente che può aiutarti a vivere una vita lunga e felice.

PERDERE PESO

È stato dimostrato che i livelli di testosterone dei maschi in sovrappeso sono inferiori. Uno studio pubblicato su Clinical Endocrinology Source ha rilevato che i livelli di testosterone erano fino al 50% inferiori negli uomini in sovrappeso di età compresa tra 14 e 20 anni rispetto agli uomini magri della stessa età.

CONTINUA A MUOVERSI

I ricercatori hanno scoperto che più una persona era fisicamente attiva, più alti erano i suoi livelli di testosterone.

Secondo la fonte, è preferibile aumentare i livelli di testosterone con una maggiore attività fisica piuttosto che farlo attraverso la sola perdita di peso.

L'attività estrema, tuttavia, può ridurre i livelli di testosterone, quindi la moderazione è la chiave.

In effetti, lo stesso studio ha suggerito che bassi livelli di testosterone potrebbero essere un problema per i corridori di lunga distanza. Gli autori dello studio hanno affermato che la colpa potrebbe essere dei bassi livelli di energia e di una cattiva alimentazione.

CONQUISTARE LO STRESS

Lo stress prolungato o persistente è dannoso e può causare una serie di problemi di salute.

Il cortisolo, che è aumentato dallo stress, regola molte funzioni corporee, dal sistema immunitario al dispendio energetico.

Alti livelli di cortisolo sopprimono il testosterone. Secondo lo studio citato, i livelli di testosterone maschile fluttuano in modo irregolare quando gli uomini soffrono di stress.

Nel corso dei due mesi precedenti gli esami finali, 58 studenti di medicina maschi e femmine hanno completato questionari e fornito campioni di saliva mentre erano sotto stress da esame.

I livelli di testosterone salivare sono aumentati significativamente negli uomini nello studio quando erano stressati per gli esami, ma sono diminuiti significativamente nelle donne.

I ricercatori ipotizzano che le disparità tra i sessi possano essere spiegate dal fatto che i partecipanti allo studio maschi hanno avuto una reazione allo stress più aggressiva, emotivamente inibita e rimuginante.

ADDITIVI ALIMENTARI E VITAMINE

vitamina D è stata collegata al miglioramento dei livelli di testosterone e alla correzione della carenza di vitamina D, secondo una ricerca pubblicata sul Journal of Hormone Source.

I livelli di vitamina D possono essere mantenuti anche esponendosi alla luce solare per almeno 15 minuti ogni giorno. Il salmone e altri pesci grassi, così come il latte fortificato e i prodotti a base di cereali, sono buone fonti alimentari di vitamina D.

DHEA deidroepiandrosterone è un ormone coinvolto nella creazione del testosterone e di altri ormoni che regolano il grasso corporeo. I livelli di DHEA, come i livelli di testosterone, diminuiscono con l'età. In un esperimento, ai maschi più anziani sono stati somministrati integratori di DHEA. Secondo lo studio, sono stati osservati cambiamenti positivi nella composizione corporea, anche se lievi, dopo l'assunzione degli integratori.

Mangiare pesce e semi di lino, entrambi ricchi di grassi sani, può migliorare la capacità del tuo corpo di utilizzare il DHEA che crea.

Se un deficit di magnesio è la causa dei bassi livelli di testosterone, l'uso di integratori di magnesio può aiutare a ripristinare i livelli normali.

È stato dimostrato che l'assunzione di integratori per almeno un mese ha il potenziale per aumentare i livelli di testosterone in tutte le persone, secondo uno studio pubblicato sulla rivista

Biological Trace Element Research. Secondo lo studio, coloro che si esercitano regolarmente vedono un aumento maggiore del testosterone rispetto alle loro controparti meno attive.

Come con il magnesio, l'insufficienza di zinco può contribuire a una riduzione del testosterone. Uno studio 2 con risultati affidabili ha rilevato che l'integrazione di zinco per 4 settimane ha impedito un calo dei livelli di testosterone negli uomini sedentari che facevano esercizio.

Le carenze di magnesio e zinco, invece, possono essere curate con il cibo. Gli alimenti ricchi di magnesio includono cereali integrali e verdure a foglia verde scure. Verdure scure, semi di lino e semi di zucca sono altre buone fonti di zinco.

La creatina è ampiamente nota per aumentare i livelli di testosterone in modo affidabile e modesto. In uno studio condotto nel 2006, Source ha scoperto che dopo aver integrato la creatina per almeno 10 settimane, i giocatori di football del college hanno visto un aumento dei livelli di testosterone. Il salmone, il tonno e il manzo ricchi di proteine contengono tutti creatina naturalmente.

VALUTAZIONE DEI FARMACI DA PRESCRIZIONE

Mentre ci sono molti problemi che possono essere aiutati dall'uso di farmaci da prescrizione, il basso livello di testosterone è un effetto collaterale comune.

Una fonte di ricerca suggerisce che le statine, una sorta di farmaci per abbassare il colesterolo, possono anche funzionare in parte diminuendo i livelli di testosterone nel corpo.

Chiunque ritenga che il basso livello di testosterone sia collegato ai farmaci prescritti dovrebbe portare queste preoccupazioni all'attenzione del proprio medico.

STAI LONTANO DA ALCOOL E DROGA

Il basso livello di testosterone è stato collegato all'abuso di sostanze.

Il National Institutes of Health riferisce che bere alcolici può interrompere la funzione dei testicoli e di altri organi riproduttivi negli uomini.

Inoltre, gli effetti dell'alcol sul corpo, come la produzione di reazioni ormonali e danni cellulari, possono portare a livelli di testosterone ridotti.

POSSIBILI ALIMENTI PER AUMENTARE IL TESTOSTERONE

Il basso livello di testosterone è comune quando le persone invecchiano, ma può anche essere causato da cose come alcuni farmaci, grasso corporeo alto e alcuni disturbi di salute.

L'ipogonadismo, spesso noto come T basso o testosterone basso, viene diagnosticato quando i livelli sierici di testosterone sono inferiori a 300 ng/dL. La terapia sostitutiva con testosterone è un'opzione medica per gli uomini con bassi livelli di testosterone.

L'ipogonadismo colpisce una grande percentuale della popolazione. Circa il 40% dei maschi sopra i 45 anni e il 50% degli uomini sopra gli 80 anni viene diagnosticato come ipogonadico.

Mantenere i livelli di testosterone al massimo richiede l'impegno per uno stile di vita sano, che include mangiare bene. Le diete ricche di cibi ultra-lavorati e a basso contenuto di nutrienti sono state collegate in alcune ricerche ad abbassare i livelli di testosterone.

Se il tuo medico ti dice che i tuoi livelli di testosterone sono bassi, fai quello che dice. Inoltre, la tua dieta potrebbe beneficiare di un aumento dei tipi di alimenti ricchi di nutrienti necessari per mantenere normali i livelli di testosterone.

SPECIE DI PESCE RICCA DI GRASSI SATURI

La vitamina D, lo zinco e gli acidi grassi omega-3 sono tutti essenziali per una corretta funzione ormonale e i pesci grassi come il salmone e le sardine sono un'ottima fonte di tutti e tre.

Mentre gli studi hanno dimostrato che il consumo di cibi ricchi di grassi come i cibi fritti potrebbe causare bassi livelli di testosterone in alcuni uomini, gli studi hanno anche dimostrato che le diete povere di grassi possono essere dannose per i livelli di testosterone.

ricerche , i livelli di testosterone degli uomini che seguivano diete a basso contenuto di grassi hanno dimostrato di essere inferiori rispetto a quelli che seguivano diete ad alto contenuto di grassi

.

I ricercatori hanno affermato che sono necessari studi più di alta qualità per comprendere completamente questa associazione .

Indipendentemente da ciò, è probabile che sia positivo per la tua salute includere la salute ormonale per aggiungere fonti sane di grasso come il pesce grasso alla tua dieta.

Inoltre, lo zinco, la vitamina D e le proteine presenti nei pesci grassi sono tutti componenti essenziali per la normale funzione del testosterone.

Gli scienziati hanno dimostrato che i livelli di testosterone sono spesso più bassi negli uomini con bassi livelli di vitamina D. Poiché la vitamina D è fondamentale per la salute riproduttiva degli uomini, questo è il caso.

QUEI VERDI A FOGLIA SCURO

Il magnesio, un minerale vitale per mantenere livelli ottimali di testosterone, specialmente negli uomini più anziani, è abbondante nelle verdure a foglia verde scura.

Alcuni ricercatori ritengono che, poiché il magnesio riduce lo stress ossidativo, la sua presenza nel corpo provoca una maggiore bioattività del testosterone. Uno stato di stress ossidativo si verifica quando le difese antiossidanti dell'organismo vengono sopraffatte dai radicali liberi dell'organismo.

I nutrienti che combattono lo stress ossidativo e l'infiammazione possono aiutare a mantenere stabili i livelli di testosterone.

Uno studio più vecchio che includeva maschi di età pari o superiore a 65 anni ha indicato che quelli i cui livelli di magnesio nel sangue erano maggiori avevano anche livelli di testosterone più elevati.

Inoltre, uno studio su uomini taiwanesi ha collegato bassi livelli di testosterone a una mancanza di consumo di verdure a foglia verde.

Pertanto, consumare più verdure ricche di magnesio, come spinaci, cavoli e cavolo cappuccio, può aiutare a mantenere i normali livelli di testosterone.

ARTICOLI DI CIOCCOLATO

Gli antiossidanti di magnesio e flavonoidi, presenti in abbondanza nei prodotti a base di cacao come il cacao in polvere e le fave di cacao, sono fondamentali per la produzione di testosterone.

I flavonoidi sono sostanze chimiche presenti nelle piante che hanno forti azioni antiossidanti e antinfiammatorie.

I flavonoidi del cacao, come la quercetina e l'apigenina, sono stati collegati ad un aumento della produzione di testosterone da una specie di cellula testicolare chiamata cellula di Leydig.

I migliori prodotti a base di cacao da acquistare sono quelli senza zuccheri aggiunti o con pochissimi zuccheri aggiunti. Se stai cercando un'alternativa sana al cioccolato normale, prova il cacao in polvere, le fave di cacao o il cioccolato fondente a basso contenuto di zucchero.

AVOCADO

Il grasso sano, come quello che si trova negli avocado, svolge un ruolo nel mantenimento dell'equilibrio degli ormoni. Inoltre, gli avocado sono ricchi di magnesio e di un minerale chiamato boro, che possono entrambi migliorare i livelli di testosterone.

Il boro, un comune minerale traccia, ha dimostrato di influenzare il metabolismo del testosterone e fornire protezione contro la disgregazione del testosterone nel corpo.

I risultati delle indagini sugli effetti di elevate quantità supplementari di boro sui livelli di testosterone non sono coerenti. Gli effetti degli integratori di boro sui livelli di testosterone necessitano di ulteriori studi.

Non c'è consenso sul fatto che l'uso di integratori di boro aumenterà i livelli di testosterone, ma includere alimenti come gli avocado nella tua dieta può aiutarti a ottenere il minerale di cui hai bisogno può aiutare a mantenere stabili i livelli di testosterone.

UOVA

I tuorli d'uovo sono un'ottima fonte di proteine, grassi sani e il minerale antiossidante selenio.

Alcune ricerche in vitro e sugli animali suggeriscono che il selenio può stimolare l'espressione di geni specifici e le vie corrispondenti, aumentando così la sintesi di testosterone.

I livelli di testosterone sono anche più alti in quelli con livelli di selenio nel sangue adeguati, secondo diverse ricerche sia nell'uomo che negli animali.

Per trarre conclusioni definitive sull'impatto del selenio sul testosterone, tuttavia, sono necessarie ulteriori ricerche, in particolare negli esseri umani.

A meno che tu non abbia un'allergia alle uova, dovresti incorporare le uova nella tua dieta se non lo stai facendo attualmente. Non dimenticare che i tuorli delle uova sono il luogo in cui si trova la maggior parte dei nutrienti benefici, rendendo le uova intere molto più benefiche dei soli albumi.

MELOGRANI, CILIEGIE E FRUTTI DI BOSCO

Gli antiossidanti flavonoidi, che sono abbondanti in bacche, ciliegie e melograni, hanno dimostrato di proteggere le cellule che producono testosterone dai danni e di aumentare la produzione di testosterone.

L'integrazione con succo di melograno ha aumentato i livelli di testosterone e ha protetto le cellule di Leydig (responsabili della produzione di testosterone) dai danni, secondo uno studio precedente sui ratti.

Se o se i melograni o il loro succo abbiano un effetto sui livelli di testosterone richiede più ricerca umana.

Alimenti antinfiammatori tra cui melograni, bacche e ciliegie possono proteggere dagli effetti di riduzione del testosterone dell'infiammazione indotta dall'obesità.

La salute ormonale può trarre beneficio da una dieta ricca di cibi ricchi di antiossidanti come questi frutti.

CROSTACEI

Ostriche, vongole e altri crostacei possono aiutare a mantenere i livelli di testosterone a un livello sano poiché sono ricchi di zinco, selenio e acidi grassi omega-3.

Una carenza di zinco, che svolge un ruolo essenziale nella salute riproduttiva, può portare all'ipogonadismo.

È stato anche dimostrato che le compresse di zinco ad alto dosaggio possono aiutare i maschi che soffrono di ipogonadismo. Tuttavia, gli integratori di zinco non sono generalmente raccomandati come una soluzione valida per tutti per l'ipogonadismo.

Ma mangiare cibi ricchi di minerali come zinco, selenio e grassi omega-3, che sono tutti necessari per mantenere sani livelli di testosterone, può aumentare la salute ormonale.

Capitolo 6

ALIMENTI CHE SONO BASSA NEL TESTOSTERONE

Ci sono prove che il consumo di soia, latticini e alcuni grassi può ridurre i livelli di testosterone.

Normalizzare il proprio peso e impegnarsi in una regolare attività fisica sono due modi naturali per aumentare i livelli di testosterone.

La dieta di una persona può avere un effetto su qualcosa di più del semplice giro vita. I nutrienti negli alimenti forniscono energia alle cellule del corpo e possono avere un effetto su ormoni come il testosterone.

Alcuni alimenti, se consumati in grandi quantità, possono alterare l'equilibrio ormonale del corpo o rendere più difficile per il corpo utilizzare correttamente gli ormoni.

ALIMENTI POTENZIALMENTE BASSI DI TESTOSTERONE

I livelli di testosterone possono diminuire a causa del consumo di soia o del consumo di alcolici.

Il testosterone è un importante ormone sessuale. Il testosterone è un ormone essenziale sia per i maschi che per le donne. I guadagni di forza, densità ossea e densità dei capelli sono tutti aiutati dal testosterone e l'ormone influisce anche sull'ovulazione e sulla gravidanza.

I livelli normali di testosterone vengono mantenuti attraverso l'efficiente regolazione degli ormoni da parte del corpo.

Tuttavia, l'equilibrio ormonale può essere interrotto mangiando determinati alimenti. Per coloro che sono preoccupati per i loro livelli di testosterone, evitare i seguenti pasti può essere una buona idea.

SOIA E LORO DA PRODOTTI

I fitoestrogeni si trovano nei prodotti a base di soia come tofu, edamame e isolati proteici di soia. Queste sostanze chimiche imitano l'azione degli estrogeni endogeni a causa delle loro somiglianze strutturali.

Nonostante le ampie indagini, i ricercatori riconoscono che rimangono alcune domande sulla soia, secondo uno studio pubblicato su Medical Science Source.

Secondo il rapporto, i ricercatori non sono stati in grado di stabilire un legame tra il consumo di soia e le variazioni dei livelli sierici di testosterone o estrogeni. Tuttavia, un altro studio ha scoperto che se gli uomini smettevano di consumare soia, il dolore al seno e i livelli ormonali tornavano alla normalità.

Secondo gli autori dello studio, i fitoestrogeni nella soia possono avere effetti fisiologici senza causare il solito aumento dei livelli di estrogeni.

Sono necessari studi più rigorosi in entrambi i sessi per determinare l'intera gamma degli effetti fisiologici della soia.

PRODOTTI LATTICINI

È possibile che molti uomini che vogliono aumentare i loro livelli di testosterone preferiscano non consumare latticini. Forse ciò è dovuto alla presenza di ormoni sintetici o naturali in alcune varietà di latte vaccino, che possono avere un effetto sui livelli di testosterone.

L'uso della soia nell'alimentazione animale è stato collegato a livelli elevati di estrogeni nel latte prodotto dalle mucche.

ALCOOL

Se sei preoccupato per i livelli di testosterone, potresti voler ridurre o smettere di bere del tutto. Forse questo è più vero per gli uomini che per le donne.

Mentre la ricerca preliminare suggerisce che bere alcolici può avere un effetto positivo sui livelli di testosterone nei maschi, sono necessari studi più ampi per trarre conclusioni definitive. Uno studio pubblicato su Current Drug Trusted Source ha scoperto che gli uomini che bevono molto o regolarmente per lunghi periodi di tempo avevano livelli più bassi dell'ormone maschile testosterone.

Secondo il rapporto, i livelli di testosterone femminile aumentano dopo aver bevuto alcolici.

MENTA

I livelli di testosterone negli uomini potrebbero essere abbassati dalla menta, secondo la ricerca.

Mentre una tazza di tè alla menta piperita o alla menta verde potrebbe aiutarti a rilassarti, il mentolo nella menta potrebbe effettivamente abbassare il tuo testosterone.

Uno studio pubblicato su Advanced Pharmaceutical Source riporta che l'olio essenziale di menta verde è stato usato per trattare la sindrome dell'ovaio policistico (PCOS) nelle femmine di ratto. È stato scoperto che l'olio essenziale di menta riduce i livelli di testosterone in questi ratti.

La menta ha dimostrato di ridurre i livelli di testosterone nelle donne con sindrome dell'ovaio policistico, secondo una recensione pubblicata su BMC Complementary & Alternative Source. Ma non c'è abbastanza ricerca di alta qualità per supportare l'effetto generale dell'erba.

La maggior parte degli studi su quest'area coinvolge soggetti femminili o modelli animali. È importante studiare gli effetti della menta in entrambi i sessi in studi futuri.

DOLCI PRODOTTI DA FORNO E PANE

Uno studio ha scoperto che gli uomini a Taiwan con una dieta ricca di dolci e prodotti da forno avevano livelli di testosterone totale significativamente più bassi rispetto a quelli con una dieta più salata . Altri contributi includevano una dieta povera di verdure verdi e ricca di latticini e pasti al ristorante.

Gli uomini nel rapporto avevano anche una massa muscolare inferiore e percentuali di grasso corporeo più elevate.

GENERE GLYCYRRHIZA

Un articolo pubblicato su Integrative Medicine Research Source riporta che la radice di liquirizia può abbassare i livelli di testosterone in donne altrimenti sane prima e durante le mestruazioni. I livelli di testosterone possono essere abbassati prendendo la liquirizia, secondo la ricerca sugli animali.

Per ottenere un quadro più completo delle azioni della liquirizia, la ricerca futura dovrebbe idealmente esaminare l'impatto dell'erba su entrambi i sessi.

GRASSI CHE TI FANNO BENE

I livelli e la funzionalità di testosterone di una persona possono anche essere influenzati dal tipo di grasso che mangiano. I livelli ormonali e la salute dei testicoli sono stati studiati in relazione alle abitudini alimentari di maschi giovani e sani in uno studio pubblicato sull'Asian Journal of Andrology Source.

Hanno scoperto che il consumo di grassi trans era associato a livelli di testosterone ridotti. I ricercatori hanno anche scoperto che un eccesso di acidi grassi omega-6 diminuiva la crescita e la funzione dei testicoli.

D'altra parte, assumere abbastanza acidi grassi polinsaturi omega-3 può aiutare i tuoi testicoli a crescere e funzionare meglio. Sebbene siano necessarie ulteriori ricerche per convalidare questi risultati, gli uomini preoccupati per i loro livelli di testosterone possono scegliere di ridurre l'assunzione di grassi trans e aumentare l'assunzione di grassi omega-6.

Capitolo 7

INTEGRATORI POTENZIATORI DI TESTOSTERONE

I livelli di testosterone possono essere aumentati assumendo uno dei numerosi integratori. I risultati sono inconcludenti. I seguenti sono esempi di tali aiuti

L'ACIDO D-APARTICO

L'amminoacido acido D-aspartico si trova nel corpo umano. Secondo uno studio recente, l'ormone follicolo-stimolante e l'ormone luteinizzante possono essere aumentati. Questi due fattori possono lavorare insieme per aumentare la produzione di testosterone nel corpo.

Uno studio successivo, tuttavia, ha scoperto che 3 grammi di acido D-aspartico non hanno avuto alcun effetto sui livelli di testosterone. I livelli sono stati davvero ridotti prendendo 6 grammi.

ZINCO

L'elemento zinco è fondamentale per la corretta funzione corporea. Bassi livelli di testosterone sono stati collegati all'insufficienza di zinco. I testicoli possono produrre più testosterone se i livelli di zinco sono alti. In teoria, l'integrazione di zinco per un lungo periodo di tempo potrebbe aumentare i livelli di testosterone.

MAGNESIO

È stato dimostrato che il magnesio supplementare aumenta il testosterone libero e totale. I potenziali beneficiari includono sia i pantofolai che gli atleti. Ricorda che le persone i cui livelli di testosterone sono aumentati naturalmente durante l'esercizio hanno sperimentato aumenti molto maggiori.

VITAMINA D

Quando la pelle è esposta al sole, il corpo produce la propria vitamina D. Tuttavia, la carenza di vitamina D è possibile nelle persone che non ricevono abbastanza luce solare. I livelli di testosterone sono risultati superiori del 20% nel gruppo che ha assunto 3300 UI di vitamina D al giorno rispetto al gruppo di controllo.

QUALI ERBE AIUTANO A SOSTENERE DI PIÙ IL TESTOSTERONE

L'ormone maschile testosterone è fondamentale per le prestazioni sessuali. Aiuta nello sviluppo di tratti tipicamente maschili e nel mantenimento della salute del maschio adulto. La libido, l'abilità fisica, lo stato mentale e le prospettive di un uomo possono tutti soffrire di bassi livelli di testosterone. Circa cinque milioni di uomini negli Stati Uniti hanno bassi livelli di testosterone ma non vengono curati per questo. Ora che ci sono così tanti metodi efficaci per aumentare i livelli di testosterone, gli uomini che hanno una T bassa non devono più accettare la loro condizione.

Bassi livelli di testosterone nei maschi possono essere riportati alla normalità con l'uso della terapia sostitutiva del testosterone e di prodotti che aumentano il testosterone, come alcune vitamine ed erbe naturali.

ERBE CHE AUMENTANO NATURALMENTE IL TESTOSTERONE UOMO

È possibile aumentare la produzione di testosterone con l'aiuto di erbe. Numerose formule a base di erbe, tra cui ginseng, yohimbe, saw palmetto, ortiche, radice di maca, catauba , Tribulus terrestris e picnogenolo , sono utilizzate per aumentare i livelli di testosterone negli uomini. Queste formule aumentano anche l'energia, la resistenza e la resistenza di un uomo, nonché il suo desiderio sessuale.

Atleti, sollevatori di pesi e culturisti spesso cantano le lodi dei booster naturali di testosterone per la loro capacità di aiutarli a ingrossarsi, dimagrire, definirsi e a perdere grasso indesiderato. Parlate con il vostro medico ormonale prima di iniziare il trattamento Low T se gli integratori di testosterone fanno parte del vostro regime sanitario. Ciò consentirà al medico di incorporarli correttamente nel programma di terapia ormonale sostitutiva.

GINSENG

Per migliaia di anni, il ginseng è stato utilizzato come parte della medicina tradizionale cinese. Guaritori di ogni tipo e da ogni angolo del globo ora si rivolgono al ginseng per i suoi innumerevoli benefici terapeutici. Il ginseng è noto per i suoi effetti stimolanti, tra cui aumento di energia e diminuzione dello stress e della fatica, e per la sua capacità di migliorare le prestazioni sessuali. Sono disponibili diverse varietà di ginseng e sono tutte popolari. Negli Stati Uniti, il ginseng viene coltivato commercialmente nelle fattorie di ginseng, in particolare nelle regioni montuose del paese. Le radici essiccate del ginseng asiatico vengono poi trasformate in estratti, capsule, pillole e tè. Le terapie topiche possono essere somministrate anche con preparazioni esterne. Gli ingredienti chimici attivi della radice aiutano con cose come la disfunzione erettile, l'epatite C e l'aumento dei livelli di testosterone e della resistenza.

YOHIMBE

È la corteccia dell'albero yohimbe nell'Africa occidentale che viene utilizzata per produrre l'erba yohimbe. La pianta può essere trovata in compresse, pillole e tè ed è usata per trattare le disfunzioni sessuali, come afrodisiaco, per aumentare il testosterone, per costruire muscoli, per calmare l'ansia e per aiutare nella perdita di peso. Yohimbe, se applicato localmente, ha un effetto anestetico. Yohimbe ha effetti psichedelici quando viene fumato. Il suo utilizzo non è privo di rischi, poiché è stato collegato ad ansia, ipertensione, mal di testa e insonnia.

IL TRIBOLO DELLA TERMITE

Il Tribulus terrestris ha una lunga storia di utilizzo come afrodisiaco e tonico per la salute generale nella medicina ayurvedica. Gli ormoni luteinizzanti (LH) aumentano la produzione di testosterone e tribulus ha dimostrato di aumentare i livelli di LH. Nella medicina tradizionale, la pianta è stata utilizzata per curare una varietà di disturbi in tutta Europa, tra cui mal di testa, disturbi mentali, costipazione e disfunzione erettile. La pianta è stata utilizzata per trattare la pressione alta, il colesterolo alto, le malattie del fegato e le malattie cardiovascolari in numerose culture. A causa del suo uso storico e attuale per aumentare il testosterone e la massa muscolare, la pianta è spesso utilizzata da atleti e culturisti. La testa di capra, o caltrop, è una pianta che tende a spuntare in luoghi strani come lungo il lato della strada o in aree altrimenti desolate. Cresce in grappoli e produce ciuffi verde spinoso sulla punta dei suoi numerosi steli. L'Asia meridionale, l'Europa, l'Africa, l'Australia e gli Stati Uniti ospitano tutte questa pianta.

RADICE DI MACA

Pepe di Caienna, Ortiche, Catauba , Zenzero, Carao , Epimedium (noto anche come Capra Cornea) e Foglia di Catauba

I livelli di testosterone libero possono essere aumentati in un modo nuovo utilizzando un estratto altamente concentrato dalla radice di ortica. I ricercatori europei hanno identificato componenti della radice di ortica in grado di competere con il testosterone per il legame con SHBG, diminuendo così il legame di SHBG con il testosterone libero.

Catauba , un albero originario della giungla amazzonica, è noto per aumentare i livelli di testosterone negli uomini.

Per aumentare i livelli di testosterone, la radice di maca include una sostanza nota come p-metossibenzil isotiocianato.

Le proprietà stimolanti del testosterone dello zenzero aiutano anche ad aumentare il flusso sanguigno nell'area vaginale.

erba di capra cornea, nota anche come epimedium , viene utilizzata per combattere la stanchezza e aumentare i livelli di testosterone.

caao di frutta costaricano è usato come trattamento per l'anemia e aumenta anche i livelli di testosterone nel corpo.

Caienna aumenta il testosterone e aiuta a bruciare i grassi rafforzando il sistema cardiovascolare, i vasi sanguigni e il sistema nervoso.

L-ARGININA UN AMINOACIDO CHE AUMENTA IL TESTOSTERONE

L-arginina migliora la forza dell'erezione aumentando il testosterone e migliorando la sintesi di ossido nitrico, che a sua volta promuove la crescita muscolare e aumenta il flusso sanguigno al tessuto erettile nel pene rilassando le pareti dei vasi sanguigni.

I LIVELLI DI TESTOSTERONE POSSONO ESSERE AUMENTATI CONSUMANDO ZINCO E SELENIO

Lo zinco aiuta a normalizzare i livelli di estrogeni, consentendo al corpo di dedicare maggiore attenzione all'uso efficace del testosterone. Come integratori giornalieri sono raccomandati dosaggi di zinco compresi tra 15 e 25 mg al giorno . Come integratore alimentare, il selenio può aiutare ad aumentare i livelli di testosterone.

AUMENTARE IL TESTOSTERONE ATTRAVERSO L'ABBASSAMENTO DI SHBG

Ci sono un certo numero di erbe che aumentano i livelli di testosterone e altre che stimolano i genitali portando più sangue al pene. Per evitare che il testosterone venga legato e utilizzato dal corpo, alcune persone abbassano i livelli di SHBG. A differenza degli aumenti del testosterone totale, vengono evitati i potenziali effetti collaterali negativi dell'aumento del testosterone libero attraverso la riduzione dell'SHBG. Mentre il livello di testosterone totale di un uomo rimarrà invariato, la capacità del suo corpo di utilizzare quell'ormone aumenterà.

La presenza di globulina legante gli ormoni sessuali è associata a basso umore, bassa libido, alto rischio di malattie cardiovascolari e scarso tono muscolare.

In particolare, gli Avenacosidi si trovano nell'erba Avena Sativa (Estratto di paglia di avena). Allo stesso modo, è stato dimostrato che Urtica dioica, a volte nota come ortica, riduce sia l'SHBG che la prolattina, un ormone prodotto principalmente nelle femmine. La foresta amazzonica è l'habitat naturale dell'erba Ptychopetalum . Muira Puama , che si traduce in "legno della potenza", è il nome indigeno del genere. Il sessantadue per cento dei maschi che hanno preso Muira L'estratto di Puama ha affermato un aumento del desiderio sessuale, mentre il cinquantuno percento dei partecipanti a uno studio del 1990 di Jacques Waynsberg presso l'Istituto di sessuologia di Parigi ha riportato un aumento della loro capacità di avere un'erezione.

Gli ormoni femminili prolattina ed estrogeni possono essere ridotti con l'aiuto di alcuni farmaci. L'erba Mucuna Puriens (fagiolo di velluto) riduce i livelli di prolattina nelle donne i cui livelli di testosterone sono scesi perché aumenta l'apporto cerebrale di L-dopa, che viene convertito in dopamina. L'ormone luteinizzante (LH) e i livelli di testosterone sono entrambi potenziati da Mucuna puriens , ma i livelli di prolattina sono ridotti. L'estrogeno è fondamentale per gli uomini poiché aiuta nella creazione dello sperma, nella conservazione delle ossa, nel supporto del tessuto adiposo e nella funzione cognitiva. Mentre gli uomini richiedono una traccia di estrogeni per supportare queste attività vitali del corpo, ci sono una serie di ragioni per cui gli uomini possono sviluppare eccessi di estrogeni. Uno è che l'aromatasi, un enzima presente nella maggior parte delle membrane cellulari, converte il testosterone in estrogeni. La produzione dell'enzima aromatasi di un uomo aumenterà insieme ai suoi livelli di estrogeni se ha una percentuale di grasso corporeo maggiore. I livelli di testosterone di un uomo diminuiranno naturalmente se i suoi livelli di estrogeni sono elevati. Pertanto, l'abbassamento dei livelli complessivi di grasso corporeo e di estrogeni è fondamentale per proteggere i livelli elevati di testosterone.

Se il medico prescrive un programma di terapia sostitutiva del testosterone, abbassare l'SHBG per rilasciare il testosterone legato è un ottimo modo per completare la terapia.

capitolo 8

IL

EFFETTI DELL'ALCOOL SUL TESTOSTERONE

Bere troppo alcol fa male alla salute praticamente in ogni modo. È anche importante che i tuoi ormoni siano sani.

L'uso eccessivo di alcol è associato ad alterazioni temporanee e permanenti dei livelli di testosterone, tra gli altri ormoni.

L'ormone sessuale maschile testosterone è il più importante. È necessario per lo sviluppo dei muscoli e delle ossa nei ragazzi e negli uomini, nonché per la produzione di sperma.

Anche se questo articolo si concentra sul testosterone nella salute degli uomini, le donne producono anche una piccola quantità di testosterone nelle loro ovaie. Quantità ridotte di testosterone nelle donne possono contribuire a un basso desiderio sessuale e alle ossa fragili.

Se vuoi sapere in che modo il consumo di alcol influisce sui livelli di testosterone, continua a leggere.

GLI EFFETTI DELL'ALCOOL SUL TESTOSTERONE

I testicoli, la ghiandola pituitaria anteriore e l'ipotalamo hanno tutti un ruolo nella generazione di testosterone negli uomini.

L'ipotalamo rilascia un ormone chiamato ormone di rilascio delle gonadotropine (GnRH), che agisce sulla ghiandola pituitaria anteriore.

Successivamente, la ghiandola pituitaria anteriore secerne l'ormone luteinizzante (LH) e l'ormone follicolo-stimolante (FSH).

Il testosterone è prodotto dai testicoli in risposta all'ormone luteinizzante (LH) e all'ormone follicolo-stimolante (FSH).

L'alcol può influenzare la produzione di testosterone interagendo con tutte e tre le ghiandole.

L'impatto a lungo termine dell'alcol sul testosterone

Una scarsa funzione testicolare è più comune nei bevitori pesanti che nei bevitori moderati.

In genere, si considera che una persona abbia un forte problema con l'alcol se consuma più di 15 drink a settimana (per gli uomini) o 8 drink a settimana (per le donne).

QUANDO GLI UOMINI BEVONO ECCESSIVAMENTE, AUMENTANO IL LORO RISCHIO DI ESPERIENZA

testosterone a bassa circolazione

una mancanza di desiderio sessuale

Si ritiene che le cellule dei testicoli chiamate cellule di Leydig possano essere danneggiate dal consumo regolare di alcolici. La secrezione di LH, FSH e GnRH potrebbe essere influenzata dal consumo di alcol.

Il consumo moderato di alcol non sembra influire negativamente sulla fertilità o sui livelli di testosterone negli uomini.

Il consumo moderato di alcol è comunemente descritto come non più di un drink per le donne o due drink per i maschi in un solo giorno.

BREVE TERMINE DELL'ALCOL SUL TESTOSTERONE

Si ipotizza che il consumo acuto di alcol limiti temporaneamente il rilascio di testosterone influenzando l'ipotalamo e la ghiandola pituitaria.

I livelli di testosterone possono iniziare a precipitare non appena 30 minuti dopo aver bevuto, secondo lo studio citato.

Uno studio Source ha esaminato i livelli di testosterone nei maschi alcolici e analcolici somministrando ai primi l'equivalente di una pinta di whisky ogni giorno per 30 giorni.

Entro la fine del mese, i livelli di testosterone degli uomini sani erano scesi allo stesso livello di quelli degli uomini alcolizzati.

COSA SUCCEDE AL TUO SPERMA QUANDO BEVI

Le cellule del Sertoli nei testicoli sono influenzate negativamente dall'alcol. Lo sviluppo dello sperma maturo si basa sulla presenza di queste cellule.

La spermatogenesi si riferisce al processo mediante il quale lo sperma si sviluppa. Il testosterone e l'ormone follicolo stimolante contribuiscono entrambi alla spermatogenesi.

Se questi ormoni non sono bilanciati, la spermatogenesi può essere interrotta. Un basso numero di spermatozoi nello sperma è un possibile risultato dell'arresto spermatogeno, che è l'interruzione del normale sviluppo degli spermatozoi.

Rispetto agli uomini sobri, i forti bevitori hanno un'incidenza maggiore del 50% di arresto spermatogeno.

Hanno anche scoperto che i testicoli dei bevitori regolari erano più piccoli di quelli dei non bevitori.

Bere pesante può ridurre il volume dello sperma e alterare la forma dello sperma, secondo una ricerca del 2017 che coinvolge 16.395 uomini sani. Il consumo da leggero a moderato non ha avuto un'influenza distinguibile su nessuna delle due variabili.

Una fonte di ricerca che ha coinvolto 8.344 maschi sani provenienti dall'Europa e dagli Stati Uniti ha riscontrato la stessa cosa sull'uso moderato di alcol e sulla qualità dello sperma.

È risaputo che le donne incinte non dovrebbero bere, ma nuove prove rivelano che i padri che bevono pesantemente prima del concepimento possono anche aumentare il rischio del loro bambino di nascere con una disabilità.

9 798352 799246